Te 85
84

CONSEILS

HYGIÉNIQUES

POUR

L'ENTRETIEN DE LA BOUCHE

ET

LA CONSERVATION DES DENTS

Par AUDY,

Dentiste attaché au Collége Louis-Napoléon, et aux Pensions
et Institutions de Compiègne et Senlis.

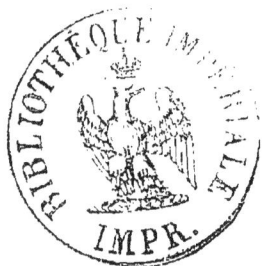

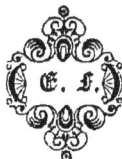

COMPIÈGNE

IMPRIMERIE DE ÉMILE FRANÇOIS.

—

1854

CONSEILS

HYGIÉNIQUES

De nombreux clients m'adressent chaque jour des questions relatives à différents points de l'hygiène de la bouche ; à la conservation des dents, au choix des dentifrices, enfin aux meilleurs moyens d'éviter les maladies de l'appareil dont le traitement fait l'objet de notre spécialité. C'est pour répondre aux instances des personnes qui m'honorent de leur confiance, que je me suis décidé à rédiger en peu de mots les instructions suivantes : dans lesquelles on trouvera la réponse à la plupart des difficultés que je viens de signaler.

De toutes les parties du corps de l'homme, la bouche est sans contredit celle qui réclame le plus impérieusement les soins les plus assidus et les plus minutieux. Siége du goût, chargée des deux actes préliminaires de la digestion, la mastication et la déglutition, son importance est telle, que les médecins et les anatomistes les plus distingués de tous les temps n'ont rien négligé de ce qui pouvait conduire à la connaissance intime de son organisation. La bouche est le centre et la partie la plus expressive de la physionomie, ce miroir de l'âme sur lequel viennent se peindre à tout moment les sentiments les plus divers, les émotions qui nous agitent. Dans toutes les parties du globe, dans le Nouveau comme dans l'Ancien Monde, des dents sales, rongées par la carie ou couvertes de tartre, des gencives fongueuses et saignantes, une haleine fétide, sont et seront toujours un objet de dégoût, un motif de répulsion et d'éloignement. Au contraire, des lèvres fraîches et rosées, des dents blanches et régulièrement disposées, des gencives vermeilles, une haleine pure, sont, chez la femme, le plus charmant des attraits, chez l'homme le signe le plus manifeste d'une saine et vigoureuse constitution physique et morale.

C'est l'intégrité de la bouche, envisagée comme instrument de la parole, qui procure cette faculté si précieuse de pouvoir exprimer d'une manière élégante, claire et rapide, les sensations, les sentiments, les affections, tout ce qui résulte, en un mot, de l'exercice des facultés intellectuelles. C'est surtout aux hommes qui, par la nature de leurs fonctions, sont appelés à parler en public, qu'il appartient de sentir tout le prix d'une bouche saine et pure, et de comprendre les soins pour

ainsi dire religieux qu'il convient d'apporter à sa conservation.

Profondément pénétré de ces grandes vérités, m'ap-
puyant sur des études sérieuses et sur une longue
pratique, je me suis créé, comme dentiste, un système
d'une exécution simple et rationnelle qui a pour but de
suivre la dentition dans ses différentes périodes, et d'in-
stituer par conséquent pour la bouche, une série de
soins gradués depuis l'âge le plus tendre jusqu'à la
vieillesse la plus avancée. En se conformant à mes pré-
ceptes, on pourra, par un entretien facile et peu coû-
teux, maintenir constamment cette précieuse fraîcheur,
cette parfaite santé de la bouche dont les effets réagiront
sur l'économie tout entière.

PREMIÈRE DENTITION

A peine l'homme est-il entré dans la vie, qu'il faut
déjà s'occuper de sa bouche. La première dentition
commence ordinairement du sixième au huitième mois.
L'enfant éprouve aux gencives une démangeaison, ou
un prurit plus ou moins violent qui l'excitent à porter à
la bouche et ses doigts et tous les corps qu'il peut sai-
sir et à les *mordiller*. Ce prurit peut devenir assez
intense pour faire pousser aux enfants des cris déchi-
rants, leur occasionner de vives souffrances et empêcher
le sommeil ; c'est ce que les mères et les nourrices dé-
signent sous le nom de *rage de dents*.

Pour calmer ces accidents, diminuer les démangeaisons et rendre aux enfants la tranquillité et le sommeil, j'ai composé avec une substance douce et stomachique, un bonbon d'une saveur très agréable, qui ne renferme aucune préparation pharmaceutique, et peut convenir à tous les tempéraments. Ce délicieux bonbon n'entrave en rien l'alimentation ordinaire, conserve ou rend au ventre sa liberté, et ne peut manquer de plaire essentiellement aux enfants, bien préférable à tous les médicaments quels qu'ils soient, toujours plus ou moins désagréables et dangereux dans un âge aussi tendre. Les hochets d'ivoire ou de cristal, que le luxe a imaginés dans le but d'amollir les gencives et de tempérer les douleurs qui précèdent l'éruption des dents, ne sont propres, comme l'a dit, il y a longtemps, le professeur Chaussier, qu'à faire saliver les enfants hors de toute proportion, à leur agrandir l'orifice de la bouche, à fatiguer les alvéoles, à dessécher la poitrine et à donner lieu à de fréquentes inflammations.

Cette première dentition se termine d'habitude entre vingt-huit et trente mois. Mais tout n'est pas fini. A peine les dents sont-elles sorties, à peine l'enfant a-t-il échappé aux dangers d'une dentition difficile, que surviennent de nouvelles douleurs, de nouveaux accidents. Une ou plusieurs dents commencent à se décomposer. Et ici je ne saurais trop engager les mères à surveiller avec le plus grand soin la première dentition. Une fois le mal déclaré, les progrès en sont très rapides. En fort peu de temps on voit se renouveler les plus effrayants accidents d'une dentition pénible, manque d'appétit, digestions difficiles et incomplètes, insomnies, et par suite, arrêt dans le développement des appareils organiques.

Les moyens que j'emploie sont simples, rationnels, faciles à appliquer, et m'ont toujours réussi.

Si la carie affecte une des parties latérales des incisives, il faut immédiatement enlever la partie malade à l'aide d'une lime douce ; cette petite opération a pour but, non seulement d'arrêter la carie, mais encore d'isoler la dent malade de sa voisine qui pourrait se carier aussi.

Si la carie affecte la partie antérieure d'une de ces mêmes dents, il suffira de la frictionner légèrement avec une brosse douce imprégnée d'un peu d'*éburnine*.

Si enfin la carie forme une cavité dans une des molaires, il faudra se hâter de combler cette cavité avec un métal qui s'introduit facilement et sans la moindre douleur pour l'enfant.

Je recommande l'emploi de ces moyens, d'une extrême simplicité, à toutes les mères qui, en même temps qu'elles s'épargneront bien des peines et des inquiétudes, éviteront d'atroces douleurs à ces pauvres petits êtres, objets de leur sollicitude.

SECONDE DENTITION

La seconde dentition commence de six à huit ans et se termine de dix-huit à vingt-cinq ans ; c'est la plus importante ; elle exige des soins d'autant plus assidus qu'elle est définitive, et nous pensons que l'on ne saurait trop blâmer l'indifférence dont quelques mères font preuve à cet égard.

Le point sur lequel il convient d'avoir le plus constamment l'attention fixée, à l'époque du remplacement des dents de lait, est celui-ci, savoir : qu'il ne faut, en aucun cas, laisser une dent nouvellement poussée en contact avec une dent gâtée de première dentition. Ce contact aurait, pour la dent définitive, les plus funestes conséquences.

Souvent, il arrive que les premières dents ne tombent qu'avec difficulté et fort tard. Leur présence devient alors une cause mécanique qui empêche les secondes dents de se développer convenablement et régulièrement et leur fait contracter une direction vicieuse. Dans ce cas, il ne faut pas hésiter un seul instant à enlever la dent devenue un obstacle. Alors la dentition reprendra son cours régulier.

Hors des circonstances analogues, il ne faut jamais se hâter d'opérer l'extraction des dents de lait. Aussi, sera-t-il toujours plus prudent et plus convenable pour les parents d'avoir recours à un dentiste habile et expérimenté.

Quelque soin que l'on ait pris de surveiller de bonne heure l'arrangement des secondes dents, il arrive néanmoins assez fréquemment que quelques-unes d'entre elles persistent à se développer suivant une direction.

vicieuse; de là, des irrégularités souvent fort bizarres. Une des plus communes est sans contredit la saillie en avant d'une ou de plusieurs dents, ou la tendance qu'a l'extrémité de certaines autres à se porter en arrière, vice de conformation auquel on donne communément le nom d'obliquité antérieure ou postérieure. J'ai rencontré une foule d'exemples depuis le commencement de ma pratique, et j'ai constamment vu avec bonheur mes soins couronnés du plus entier succès. Mes réussites ont été d'autant plus parfaites, que j'ai pu moi - même choisir le temps le plus opportun pour porter remède à ces déviations.

Il en est de même de cette difformité que l'on appelle vulgairement *menton de galoche.* Jai eu à soigner nombre d'enfants présentant cette disgracieuse conformation, et cela quelquefois dans des familles où elle était héréditaire, et toujours je suis parvenu à corriger cette disposition défectueuse. Les moyens dont je fais usage sont simples, d'un facile emploi, sans aucun inconvénient pour la santé de l'enfant; mes nombreux succès dans les établissements d'éducation dont je suis le dentiste depuis plus de dix ans en sont les plus sûrs garants.

ENTRETIEN ET CONSERVATION DES DENTS

Lorsque les dents sont toutes sorties et régulièrement rangées, il faut s'occuper de les conserver en bon état.

Le premier de tous les soins journaliers qu'exige la conservation des dents, c'est, chaque matin, en sortant du lit, le nettoyage de la bouche à l'aide d'une brosse douce imprégnée d'un dentifrice. On doit préférer à toute autre la composition qui joint, à l'avantage de bien nettoyer les dents, celui de donner à l'haleine une odeur agréable, et qui ne renferme aucune substance de nature à attirer l'émail qui revêt ces précieux organes.

Le *dentifrice* que je recommande et dont on peut se servir en toute confiance est l'ÉBURNINE, composé dont je surveille moi-même la préparation, et qui, d'une couleur agréable, d'un parfum délicieux, possède l'immense avantage de neutraliser les acides de la bouche, tout en conservant aux dents leur plus éclatante blancheur.

Après chaque repas, il est indispensable de se rincer la bouche. Quelques gouttes d'un bon esprit de menthe dans un peu d'eau suffisent généralement. Je ne saurais trop recommander aux chefs d'institution et aux maîtres de pension ces petits détails si importants. C'est à eux qu'il appartient de faire prendre de bonne heure aux enfants l'habitude, qui devient bientôt un besoin salutaire, d'avoir toujours la bouche fraîche et propre, deux qualités qui sont à la fois un gage de santé et la meilleure preuve d'une bonne éducation. Les mêmes recommandations, plus impérieuses encore, s'adressent aux directrices d'institutions de jeunes filles. On ne saurait de trop bonne heure faire contracter aux femmes cette précieuse habitude qui, pour leur sexe, est encore plus indispensable que pour l'homme.

Quelquefois, malgré les soins les plus assidus et les plus minutieux, un des principes contenus dans la salive, le tartre, finit par s'accumuler en plus ou moins grande quantité sur les dents; dans ces cas, et indépendamment des moyens que je viens de conseiller, il faut soumettre la bouche à l'opération du nettoyage, qui devra être répétée aussi souvent que l'exigera la présence de cette matière, une, deux, et même trois ou quatre fois par an. Il n'y a jamais d'inconvénient à faire nettoyer les dents, tandis qu'il peut y en avoir à négliger cette petite opération. La présence du tartre, indépendamment de son aspect sale et désagréable, détermine des altérations fâcheuses, détruit les gencives, déchausse les dents, infecte la bouche et occasionne fréquemment des engorgements des parties molles et des inflammations fort difficiles à guérir de la totalité de la bouche. Cette malpropreté de la bouche, en accélérant la décomposition des substances alimentaires qui pénètrent et séjournent dans l'intervalle des dents, facilite le développement de la carie et en favorise considérablement les progrès. Le nettoyage souvent répété et complet de la bouche, loin de nuire à la solidité des dents, comme paraissent le croire certaines personnes, est au contraire un des meilleurs moyens que l'on puisse mettre en usage pour les raffermir lorsqu'elles sont vacillantes.

Lorsque par suite de longues maladies, ou par suite de négligence, les dents sont devenues chancelantes, je suis parvenu à les raffermir et à leur rendre presque leur solidité première à l'aide d'un petit appareil en or, de mon invention, appareil qui, contournant les dents, les soutient toutes en même temps, et permet de s'en servir aussi bien qu'auparavant. J'ai déjà eu l'occasion de poser un grand nombre de ces appareils et les malades n'ont jamais eu qu'à s'en louer.

La propreté des dents et de la bouche est, à mon avis, une chose d'une telle importance, je dirai plus, d'une telle nécessité, que j'ai peine à comprendre comment un père peut confier à un étranger l'éducation de ses enfants, sans lui avoir expressément recommandé de les habituer à donner à la propreté de leurs dents la même attention qu'à celle de leur figure ou de leur main. Et cependant, pourrait-on le croire? il est des maîtres de pension assez indifférents pour ne faire prévenir le dentiste que dans les cas où il y a des dents à arracher aux enfants qui leur sont confiés!

Tels sont les soins que l'on doit donner à la bouche, et les précautions que l'on doit prendre pour préserver les dents de toute altération. Si, malgré ces soins ou faute de les voir mis en usage, les dents venaient à se carier, il faudrait immédiatement avoir recours à l'homme de l'art. Lui seul peut porter remède à la maladie.

Les moyens le plus généralement employés pour arrêter la carie d'une dent, sont d'enlever à l'aide d'une lime douce la partie décomposée ou de cautériser la partie malade. Une fois que l'on est parvenu à arrêter les progrès de la carie, il faut *obturer* la dent. L'obturation consiste à introduire dans une dent plus ou moins gâtée des feuilles d'or ou de platine ou un mastic particulier. C'est l'état de la dent qui peut seul indiquer à l'opérateur le choix de la substance la plus convenable. J'ai la conviction intime, et cette conviction, c'est l'expérience qui me l'a donnée, que cette opération, peut être trop négligée de nos jours, pourrait, convenablement faite, conserver au moins les huit dixièmes des dents que l'on fait journellement extraire.

J'éprouve, je dois le dire, un sentiment pénible, lorsque je vois dans le monde des personnes pousser la négligence jusqu'à ne pas savoir si elles ont ou non des dents gâtées, parce qu'elles ne se sont jamais donné la peine d'examiner attentivement leur bouche. Qu'arrive-t-il alors? C'est que, si par suite de cette négligence, il survient des douleurs, les malades suivent pour les pallier, tous les conseils bizarres et irrationnels que peuvent bien leur donner les gens officieux et incompétents. Si les douleurs continuent ou augmentent, on est forcé d'avoir recours au dentiste; mais le plus souvent il est trop tard et un examen attentif fait bientôt reconnaître la présence d'une ou de plusieurs dents cariées pour lesquelles il n'y a plus d'autre remède que l'extraction. Que de fois n'ai-je pas dû reprocher à ces personnes une incurie qui m'obligeait à conseiller de moi-même d'en venir à cette fâcheuse et dernière extrémité. Car, autant il me répugne d'enlever une dent que l'on peut conserver et rendre encore utile, autant, quand le sacrifice en est devenu inévitable, suis-je inexorable et ne puis-je m'empêcher de conseiller cette extraction, afin d'éviter les désordres que produit infailliblement le contact pernicieux d'une dent gâtée sur ses voisines.

DES DENTS ARTIFICIELLES

Que ce soit accident, négligence, ou tout autre cause qui ait déterminé la chûte d'une dent, car cela peut arriver malgré les soins les mieux entendus, et si puissant, si fertile en ressources qu'il soit, notre art a des bornes, cette perte est toujours la source de graves inconvénients. La mastication ayant été incomplète, la digestion se fait mal, la prononciation devient vicieuse, la physionomie perd de sa grâce et de sa régularité; il devient donc de toute nécessité de remplacer cette dent. Nous pouvons à juste titre nous enorgueillir des progrès que l'art du dentiste a faits sous ce rapport.

La pose des pièces artificielles est pour moi une spécialité toute particulière; je m'en suis occupé avec assez de persévérance, de sollicitude, et, j'ose le dire, de succès, pour ne pas craindre que mes dentiers et pièces isolées soient mis en parallèle avec ce que peuvent produire les dentistes les plus en renom de Paris.

Qu'il me soit permis, en terminant, de dire que si je me trouve grandement honoré de la confiance que l'on a bien voulu m'accorder jusqu'ici dans toutes les contrées où j'exerce depuis si longtemps, je sais qu'il est parfaitement de mon devoir de justifier par des efforts soutenus et incessants la favorable opinion que l'on a bien voulu concevoir de mon faible mérite.

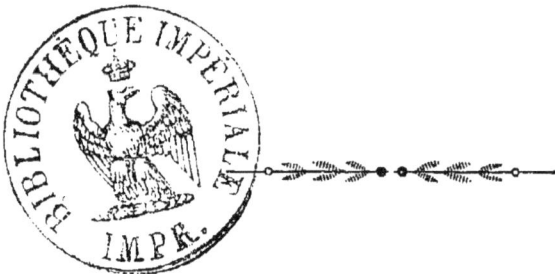

M. Audy fait tout ce qui concerne la Pose de Dents artificielles, Dents naturelles, Dents minérales, Dents anglaises, Dents dites *Osanores*; pièces de Dents naturelles montées sur ivoire, posées sans ligature et sans crochets; pièces de Dents minérales montées sur or et platine; Dentiers complets en Dents naturelles, montés sur ivoire, pouvant s'adapter dans les bouches les plus délicates et les plus sensibles; Dentiers complets en Dents minérales, montés sur or et platine, pouvant servir à la mastication des aliments les plus durs.

Compiègne. — Typographie d'Em. François.

www.ingramcontent.com/pod-product-compliance
Lightning Source LLC
Chambersburg PA
CBHW050417210326
41520CB00020B/6639